Te $^{23}_{296}$

ÉTAT RÉEL DE LA QUESTION

sur

LE TRAITEMENT DIT ABORTIF

DE LA BLENNORRHAGIE

par les

INJECTIONS CAUSTIQUES D'AZOTATE D'ARGENT,

ou

*Résumé succinct et critique des opinions émises sur
ce point de pratique*

AVEC DES FAITS NOUVEAUX

Par le docteur J. VENOT,

Vice-président de la Société royale de Médecine de Bordeaux, chirurgien de l'Hôpital des vénériens,
et médecin du Dispensaire de la même ville.

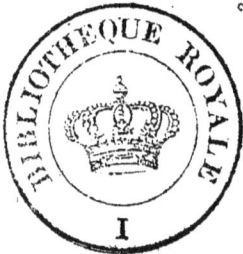

Suum cuique.

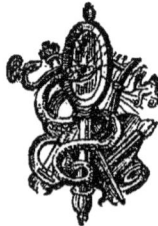

BORDEAUX,

TYPOGRAPHIE DE A. PÉCHADE, 34, RUE S.te-CATHERINE.

1845

But de cet Écrit.

Voici en quels termes *la Gazette des Hôpitaux* du 13 Février dernier terminait
une polémique dans laquelle j'avais été en-
traîné presque malgré moi par M. A. Foucart, l'un des rédacteurs ordinaires de cette
feuille :

« Nous recevons deux nouvelles lettres de
« MM. les docteurs Venot, de Bordeaux, et
« Duchesne, du Havre. Quels que soient
« notre désir d'être agréable à nos honora-
« bles confrères et notre devoir d'impartia-
« lité, il nous est impossible de laisser ainsi
« se prolonger une discussion, lorsqu'elle
« ne porte que sur des assertions contradic-
« toires et que de nouveaux faits ne sont
« point exposés.

« Nos lecteurs ont pu apprécier la valeur
« des opinions de chacun de ces adversaires

« et le mérite de leurs arguments. Nous au-
« rons d'ailleurs à revenir sur cette discus-
« sion pratique à propos du nouveau Mé-
« moire que vient de publier M. Debéney,
« et des travaux qui doivent être soumis à
« des sociétés savantes. »

Cette note et ce refus d'insertion arri-
vaient, il faut en convenir, dans un singulier
moment.

Depuis dix mois que la presse médicale
s'occupait de mes démentis pratiques à la
méthode de M. Debéney, ce docteur, renfermé dans un mutisme absolu, semblait
avoir pris condamnation.

Battu par l'assentiment presqu'unanime
des observateurs, son système avait pris
rang parmi les utopies les moins soutenables.

Mais survint M. A. Foucart avec ses dix-
sept succès et les hérésies physiologiques qui
ont fait la matière de nos débats.

Alors M. Debéney comprit qu'à lui seul
appartenait la résurrection de ses idées ; il
sortit de sa torpeur, et se jeta hardiment
dans la lutte.

On connaît sa lettre hautaine, tranchante,

extrà-parlementaire. Certes, elle demandait une réponse.

A l'attaque du chirurgien militaire, je me hâtai de riposter en médecin tout-à-fait civil, et c'est ce légitime point de défense que *la Gazette* mettait si brusquement à l'index.

Je ne reconnus pas, à ce procédé, le journal qui tant de fois défendit si honorablement les droits sacrés de la libre discussion.

Je ne réclamai pourtant pas sur l'heure, ajournant mes réflexions jusqu'au prochain examen du nouveau mémoire de M. Debéney.

Mais la promesse de *la Gazette des Hôpitaux* me lie-t-elle encore, maintenant que le mémoire dont il s'agit circule dans le public ?

Je me suis, trois mois durant, placé derrière la fausse situation que m'ont faite les écrivains de *la Gazette;* quelqu'estime que je leur porte, je ne peux pas leur sacrifier plus longtemps tous les avantages de la vérité dans une question qu'on pourrait regarder comme résolue contre moi, alors que mes travaux ont puissamment contribué à en fixer la valeur réelle.

Ce serait trop d'abnégation ; et puisque *la Gazette des Hôpitaux* ne croit pas devoir *revenir* sur la discussion qu'elle a fermée si despotiquement ; puisque le nouveau travail de M. Debéney ne lui fournit pas l'objet d'une analyse si formellement promise à ses lecteurs, je reprends la controverse au point où ce journal l'a interrompue à mon détriment, car ils se tromperaient fort ceux qui me croiraient soumis à l'espèce de déchéance pratique dont m'a implicitement frappé la note étrange du 13 Février.

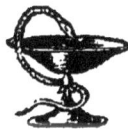

ÉTAT RÉEL DE LA QUESTION

sur

LE TRAITEMENT DIT ABORTIF

De la Blennorrhagie,

par les

INJECTIONS CAUSTIQUES D'AZOTATE D'ARGENT.

———————

§ I. — *Vires acquirit eundo.* C'est le propre des idées pré-
conçues et des obstinations théoriques de s'irriter devant
les objections et de dépasser d'un bond toutes les limites.

Les nouvelles considérations publiées par M. Debéney
sont un triste exemple de cette proposition.

Écrasé par toutes les pratiques consciencieuses, son système de l'avortement blennorrhagique par la cautérisation
liquide avait décidément vécu ; et voilà cependant que l'injection d'azotate d'argent reprend force et vigueur.

Assimilant toutes les muqueuses quant à *leur vitalité,*
c'est aujourd'hui à la surface interne de la vessie catarrhale
que M. Debéney fait l'application de sa panacée caustique.
L'œil, le nez, la bouche, le pharynx ne sont-ils pas favo-
rablement modifiés par le nitrate d'argent, et faut-il des-
hériter le réservoir des urines du *bénéfice de la cautérisation?*
Tel est le hardi langage que tient aujourd'hui notre digne
adversaire; aussi, malgré ses réserves, avant peu nous arri-
vera sans doute l'extension de sa méthode aux cas de gas-
trite et d'entérite, car plus que jamais le *Credo* thérapeutique
contre lequel nous nous insurgeons, se résume dans ce cu-

rieux corollaire : « *La cautérisation par l'azotate d'argent ,* « *des muqueuses enflammées, annihile , détruit , éteint leur* « *inflammation.* »

Donc , le premier chapitre de l'opuscule que j'examine laisse bien loin en arrière les excentricités qui forment le point réel de notre dissidence. Pousser l'injection en litige jusques dans le réservoir musculo-membraneux des urines dans les cas de cystite sub-aiguë ou chronique ; ne point se préoccuper de *la proportion* de la substance injectée, parce qu'aucun danger n'est à redouter *pour des tissus* qu'il n'importe guère de cautériser *un peu plus, un peu moins,* voilà ce que propose aujourd'hui le courageux chirurgien-major, et cela plus par induction analogique que d'après quelques essais dont lui-même reconnaît l'insuffisance.

J'avoue que de semblables témérités sont faites pour effrayer les novateurs les plus intrépides : que leur promoteur croie pouvoir engager la pratique dans cette voie, on le comprendra peut-être ; mais trouvera-t-il des vérifications, ou la prudence des gens de l'art lui tiendra-t-elle rigueur? Quoi qu'il en soit, je m'abstiendrai, pour ma part, de suivre sur ce nouveau terrain l'Erostrate des membranes muqueuses ; craintif spécialiste, je me bornerai à reprendre l'historiographie de notre discussion sur le traitement dit abortif de la blennorrhagie.

C'est mon lot, et je m'y tiens. A d'autres la satisfaction de contrôler ces imitations forcées du professeur Lallemand; à d'autres l'examen du champ extrà-urétral si bien exploité par l'auteur de la brochure nouvelle.

§ II. — Maintenons d'abord dans toute sa valeur la priorité de mes expériences ; prétention qu'à tort on appelle gratuite, car jusqu'au 8 Juillet 1844, époque de ma lecture au sein de la Société royale de Médecine de Bordeaux, nulle tentative de ce genre n'avait été publiée par la presse médicale. Vainement M. Debéney, qui veut à tout prix enrôler M. Ricord au nombre de ses adhérents, insinue-t-il que cet habile confrère avait expérimenté sa méthode avant moi. A la *Gazette des Hôpitaux* du 9 Septembre 1843 dont il cite deux lignes insignifiantes, j'opposerai la *Gazette des Hôpitaux* du 29 Octobre 1844, dans laquelle on lit le passage suivant : « ..... M. Venot s'étonne, à bon droit, que malgré « les nombreux et beaux résultats annoncés par M. Debé-« ney, personne encore qu'il sache, et *que nous sachions* « *nous-même*, n'ait tenté une expérimentation confirmative « de cette méthode. Ce que les autres n'ont voulu ou n'ont « osé faire, M. Venot l'a fait... » Voilà qui est clair, je le pense.

Au surplus, si je prends acte de cette première erreur, c'est moins pour la vérité des faits que pour montrer l'esprit et les tendances de l'écrit nouveau de M. Debéney.

Je sais bien que renfermé dans le sanctuaire de son silence, il a vu passer en dix mois bien des vérifications semblables aux miennes, il a lu bien des journaux *émus hors mesure* sur le contrôle dont le premier j'ai frappé ses résultats; je sais encore que sans M. A. Foucart, le silence en question durerait encore; mais le moyen de se taire toujours ! Aussi le continuateur de Carmichaël a-t-il quitté le rôle passif dont nous étions quelque peu surpris, et dans un tardif mais péremptoire arrière-chapitre, après avoir remis en honneur l'azotate d'argent, gravement compromis par les médecins rationalistes, le voilà se livrant à la pénible revue de ses forces et cherchant des appuis dans quelques noms rares, dont certains même ne sont pas acquis à ses idées, il s'en faut.

Examinons en peu de lignes le bilan de M. Debéney.

1° MM. Marchesseaux et Langevin, du Havre. — Expérimentateurs tout-à-fait sympathiques, mais muets encore sur leurs observations.

2° Le docteur Leriche, de Lyon.—Grand partisan de l'us-
tion de l'urètre, lequel a traité, non pas cinquante-huit,
mais six cents malades sans le plus léger accident, et qui,
chose vraiment mirobolante, guérit l'orchite blennorrhagique par les *injections réitérées* de nitrate d'argent à haute
dose. Ces cas extraordinaires sont groupés synoptiquement
par notre confrère du département du Rhône, dans un mince
opuscule de quinze pages ! On voit que le laconisme de M. Leriche est d'une éloquence qui peut égaler son bonheur pratique; ajoutons seulement que des succès si nombreux, si cons-
tants, si infaillibles, ont trouvé dans la commission nommée
par la Société de médecine de Lyon, pour en apprécier la valeur, des conclusions négatives et un rejet de la méthode dite
abortive, fondée sur *les graves accidents qu'elle détermine.* M.
Debéney s'est bien gardé de citer cette particularité que nous
lisons tout au long à la page 7 du mémoire de M. Leriche.

3° M. Ricord qui, dit-on, formule quelques injections do-
sées d'après M. Debéney. — Mais quel document officiel,
quelle approbation écrite peut-on attribuer à ce digne chef
de file des syphiliographes français ?

4° Les docteurs François, de Rouen, Bougarel, d'Evreux,
et Duhamel.— Témoins récusables au premier chef, car rien
de personnel ne les a placés encore sur la liste des ayant-
cause.

5° M. Diday, écrivain-correspondant de *la Gazette-Médicale*, journal, comme chacun sait, aux allures obliques et
tortueuses, malgré le spécialisme de son rédacteur en chef.—
On connaît les étonnements de M. Diday ; critique qui tombe
de surprise en surprise, d'abord devant les *exagérations* de
M. Debéney, puis devant les conclusions négatives de mon
mémoire, puis enfin en présence de l'adhésion générale,
qu'une compagnie savante donne à ces conclusions. La Société de médecine de Bordeaux a-t-elle fait autre chose, cependant, que la Société de médecine de Lyon dont nous avons

plus haut signalé la délibération ? Qu'en pense l'étonné, ou plutôt l'étonnant chef de service de l'antiquaille ?

N'oublions pas de faire remarquer le peu de retour de M. Debéney pour l'adhésion du bibliographe de *la Gazette Médicale*. Car de ce qu'il veut circonscrire l'action du *précieux modificateur* à des époques et à des éventualités qu'il croit utiles de préciser, M. Diday encourt la disgrace de son chef de doctrine; il se « prive de l'un des plus importants « résultats de la méthode: *l'action abortive sur l'inflamma-« tion;* il renie le bénéfice non moins important aux yeux « des médecins préoccupés de la nature contagieuse de l'af-« fection, celui de changer, par le mode substitutif, la nature « de l'inflammation spéciale; » il déchire, en un mot, l'un des principaux articles de foi du maître *id est* : « L'injection « caustique a pour effet *constant* d'éteindre l'inflammation « blennorrhagique, *quelque soit le degré de son développe-« ment.* » M. Diday aura beau se récrier et s'étonner — Avec moi ou contre moi — tel est le mot d'ordre de tous les créateurs de sectes, et notre antagoniste n'a garde de négliger cet absolu dilemme.

6° M. A. FOUCART. — A celui-ci, j'en conviens, M. Debéney doit une ample reconnaissance. L'adoption de sa part est pleine et entière; renchérissant sur les préceptes de la méthode, il en a indiqué l'extension jusqu'à la muqueuse vésicale (circonstance qu'aurait dû rappeler *pro gratiâ* l'auteur des observations d'application au traitement de l'irritation chronique de la vessie). M. Foucart a relevé l'étendard brisé d'un système que tous ses efforts n'ont pu réhabiliter; mais est-ce sa faute, et M. Debéney ne lui devait-il que les deux lignes dont il lui fait le mince honneur dans son mémoire? Peut-être que mesurant au nombre des faits l'expansion de sa gratitude, et habitué à compter par centaines d'observations, le chirurgien-major n'a pu faire davantage pour un praticien qui n'apportait que dix-sept cas.

Quoi qu'il en soit, c'est faire bon marché de ce qu'il appelle la pratique générale, et c'est appuyer sur des étais bien fragiles la sécurité de son empirisme ! En retournant la médaille, ne sera-t-il pas facile de montrer de quel côté se trouve *l'unanime assentiment* dont l'écrivain que je réfute tire si gratuitement vanité ? Essayons.

§ III. — Il faut remonter un peu haut, car ce paragraphe est le véritable historique de toute la question.

J'indiquerai les faits au pas de course.

Dès l'apparition du premier mémoire de M. Debéney, j'avais donc *osé* faire ce que personne n'avait encore tenté. Chef d'un service nosocomial, j'avais soumis au creuset de l'expérience la méthode des injections caustiques. Ce n'avait pas été sans quelque hésitation, je l'avoue, que même sur des sujets d'hôpital j'avais d'abord expérimenté, car dussé-je exciter le sourire des chirurgiens-militaires de tous les régiments de France, je suis du grand nombre de ces praticiens qui ne regardent pas comme une matière vile et exploitable à plaisir, les malheureux que la confiance publique remet en leurs mains ; j'ai la bonhomie de penser que le rationalisme doit être souvent consulté dans ces applications hardies de la thérapeutique *à outrance* qui se multiplient à l'infini depuis quelques années.

Donc j'hésitai, car la méthode dite abortive n'est pas ; au premier point de vue, une de ces insignifiances qu'on puisse se permettre, même dans un hospice, *à fortiori* dans la pratique civile, ainsi que l'a judicieusement observé M. le docteur Duchesne, du Havre.

Je colligeai pourtant en deux saisons les vingt-deux cas qui font la matière de mon travail, lu le 8 Juillet 1844, en séance publique de la Société de médecine de Bordeaux.

Après cette lecture, MM. les docteurs Costes, Gintrac, Révolat, A. Devergie (qui assistait comme correspondant à la séance) ajoutèrent de nouveaux arguments aux miens, et la Société entière adopta dans toute leur teneur les propositions que je venais d'émettre.

Ce procès, gagné en première instance, impliquait, je le sais, un appel au tribunal de cette *pratique générale* que, moi aussi, je vais évoquer dans les arrêts nombreux et confirmatifs qu'elle a rendus.

Le Journal de médecine de Bordeaux eut à peine fait connaître mon mémoire, que la presse médicale de Paris tout entière et quelques feuilles scientifiques de l'étranger le transcrivirent ou l'analysèrent, avec des commentaires presque tous favorables. A part la *Gazette-Médicale*, en effet, il y eut accord sur l'approbation donnée à mes observations par les divers recueils qui les mentionnèrent. Je citerai : l'*Encyclographie-Médicale*, le *Bulletin-Thérapeutique* qui publia une lettre spéciale de M. A. Devergie, la *Gazette des Hôpitaux*, la *Revue-Médicale* et surtout les *Annales de la Chirurgie française et étrangère*. On comprend dès-lors le reproche d'*émotion hors mesure* que M. Debéney adresse aux journaux de médecine associés si ouvertement aux généralités pratiques qui contrôlaient les siennes.

A ce suffrage de la publicité, flatteur prodrome d'adhésion plus personnelle, ne tarda pas à se joindre la succession des travaux nombreux dont chaque praticien apportait le tribut, dans une question inédite jusqu'à mes recherches.

Je vais numéroter quelques-unes de ces opinions, qu'on pourra mettre en regard de celles qui autorisent M. Debéney à persister dans sa médication incendiaire :

1° M. Vidal de Cassis. — « La méthode du traitement de la blennorrhagie par les injections à haute dose, a été employée à Paris avant et après le travail de M. Debéney ; j'ai pour ma part recueilli un bon nombre d'observations que je publierai quand mon interne me les aura remises. Je puis dire d'avance qu'elles viennent à l'appui de ce qui a été avancé dans l'intéressant travail de M. Venot.»·(*Annales de la Chirurgie française et étrangère*, n° de Novembre 1844, page 362.)

2° M. Bonnafont.— « J'ai essayé le traitement conseillé par M. Debéney à toutes les périodes de l'urétrite, et voici les résultats que j'ai observés : Au début, l'injection a déterminé une douleur très-vive, accompagnée de turgescence de la verge et d'*hémorrhagie;* puis l'écoulement s'est arrêté pour reparaître au bout de cinq à six jours avec la même force. A dix ou douze jours, l'injection a provoqué les mêmes symptômes, et de plus des *orchites.* Enfin, à l'état chronique, deux ont été guéris et trois ont éprouvé les accidents déjà cités. Dès-lors je n'y suis plus revenu. » (*Soc. méd. du Temple*, 5 *Novembre.*)

3° M. Amédée Latour.— « Je remercie M. Bonnafont d'avoir expérimenté et fait apprécier à sa juste valeur un mode de traitement qui avait été annoncé avec une certaine solennité. Le mémoire de M. Debéney s'appuyait sur un chiffre considérable de faits; il avait été reproduit par la plupart des journaux de médecine, et avait fait une vive sensation. Dans la médecine militaire, ce *moyen a été essayé, mais je ne sache pas que les résultats en aient été publiés.* M. Bonnafont a donc bien fait de répéter ces expériences qui, *déjà faites* par M. Venot, de Bordeaux, ont donné lieu, entre ses mains, aux mêmes accidents. Pour ma part, un jeune homme, sur le point de se marier, est venu me demander si j'approuvais qu'il fît ces injections, qu'un pharmacien lui avait conseillées. Loin de l'y engager, je l'en dissuadai fortement. Il ne tint pas compte de mes avis, et le lendemain je fus appelé en toute hâte pour traiter une *orchite* que l'injection avait déterminée. *(Id. Ibib.)*

Le 4 Novembre 1844, M. A. Foucart lut à la Société de médecine pratique une note dont j'examinerai plus tard quelques points. Après cette lecture, divers membres prirent la parole pour contrôler les inductions thérapeutiques de M. A. Foucart; citons :

4° M. GUILLON a vu des malades traités par la méthode des injections à haute dose rendre des escharres d'une longueur démesurée.

5° M. LÉGER trouve que le mémoire de M. A. Foucart se sent un peu des ardeurs de la jeunesse ; il tranche un peu trop des questions au moins indécises.

6° M. PERTHUS a observé chez un malade tous les symptômes d'une *cystite* effrayante, par suite d'une injection caustique de nitrate d'argent, aussi croit-il très-sage de comprimer le périnée quand on pratique ces injections.

7° M. BELHOMME a peine à comprendre comment la solution concentrée de nitrate d'argent ne déterminerait pas l'inflammation aiguë intense de la muqueuse vésicale, alors qu'une injection d'eau de Goulard l'a déterminée à sa connaissance.

8° M. STERLIN considère les injections comme causes certaines de rétrécissement.

9° M. EGUISIER a déterminé de violentes douleurs et l'urétrorhagie, avec des injections à quatre grains seulement de nitrate d'argent par once d'eau ; une autre fois, avec huit grains, la douleur fut atroce, insupportable et sans résultat médicateur.

10° M. TANCHOU a vu des malades qu'il injectait, perdre connaissance par suite de l'intensité de la douleur.

Durant ces débats devant les compagnies savantes de la capitale, M. A. Foucart publiait la note qui les avoit soulevés, et, prenant corps à corps les conclusions de mon mémoire du 8 Juillet, jetait les éléments premiers d'une polémique dont je fus forcé d'accepter les termes.

La note de M. A. Foucart, favorable en tout point à la méthode de M. Debéney, devait nécessairement battre en brèche les principes de l'œuvre contradictoire que je venais de publier.

Aussi me blâmait-elle :

1° De comprimer l'urètre durant l'injection caustique ;

2° D'admettre *un déluge* d'accidents heureusement fort rares, disait-elle, par le fait de cette médication.

Comme conséquence de ces deux *raisons*, qu'il appelait *capitales*, M. A. Foucart terminait par quelques manières de voir assez originales, au point de vue de la nouveauté pratique, bien entendu.

Je veux parler surtout : — 1° de l'innocuité de l'injection poussée jusque dans la vessie, préface inspiratrice de *la nouvelle application* de M. Debéney ; — 2° de sa théorie, de la rareté des boissons données aux blennorrhagiques, dans la crainte d'exciter de trop fréquentes mictions.

Il était facile de répondre à M. A. Foucart.

La *Gazette des Hôpitaux* du 30 Janvier inséra ma protestation détaillée et la réfutation logique de cette note, déjà si vivement controversée par les collègues directs de son auteur. — La crainte de faire pénétrer de vive force le liquide caustique dans la vessie, légitimait la compression de la région prostatique de l'urètre, compression qui m'était reprochée tout à la fois, comme une cause d'oblitération du canal et comme une impossibilité anatomique : double grief qui, pour le dire en passant, se trouve lié dans ses deux points par le contresens le plus palpable.

Comme MM. Perthus et Belhomme, je crois qu'on peut oblitérer l'urètre à son embouchure vésicale sans effacer le calibre entier de ce conduit excréteur ; tous les jours je puis vérifier, soit à l'Hôpital des vénériens, soit dans ma pratique civile, la possible exécution de ce précepte, que je recommande même dans l'usage des injections les moins compromettantes.

Comme tous les chirurgiens rationalistes et *réservés*, je

crois que la *vitalité* de la muqueuse vésicale doit s'exaspérer violemment quand le liquide caustique est injecté à sa surface, soit dans l'état inflammatoire, soit dans l'état normal.

Que le système des *applications* de M. Debéney soit vérifié ou non ; que M. A. Foucart aidant, la consécration d'un empirisme dangereux devienne pour la vessie ce qu'elle a été pour l'urètre, matière à conflit, à contestation, il n'en demeurera pas moins démontré que l'inflammation d'un organe large, creux, profondément situé, à sympathies toutes viscérales, n'est pas un objet de quitte ou double, comme disait Broussais, et qu'on peut impunément la développer, la produire et la modifier.

Fouiller ainsi jusques dans les intimités de la vie organique, c'est s'exposer imprudemment aux réactions les plus funestes, pour la vaine et futile satisfaction de se roidir contre l'expérience et la raison, dont il est bien difficile de casser complètement les arrêts.

Ainsi donc, que les injecteurs de la vessie se mettent hardiment à l'œuvre ; ce n'est pas nous qui les suivrons dans ce périlleux exercice.

— Quant à la rareté des boissons données par M. A. Foucart à ses blennorrhagiques, dans la crainte d'ajouter aux éléments de l'urétrite par les fréquentes envies d'uriner, cette idée était, il faut bien le dire, tellement ingénue, qu'elle excita plus d'une objection quand son auteur la produisit au sein de la *Société de médecine pratique*; M. le docteur Léger la qualifia d'erronée, et je fis remarquer, dans ma réfutation du 30 Janvier, tout ce qu'une semblable précaution avait de puéril chez un chirurgien-cautérisateur. Eh quoi ! *l'eau presque pure (sic)* entretient l'irritation blennorrhagique, et la solution concentrée de nitrate d'argent l'atténue, la détruit, l'ÉTEINT !

Voilà pourtant ce qui, avec mes réserves sur le peu d'empressement que les médecins de province mettent à adopter les innovations venues de Paris, me valut de M. A. Foucart, mon agresseur, l'instigateur de tout le débat, une lettre où perçait, avec *l'ardeur de la jeunesse*, l'oubli des convenances les plus vulgaires. Je fis justice et des dédains et des fausses interprétations de M. A. Foucart, et je fus rejoint sur le terrain scientifique par un honorable confrère du Havre, M. Duchesne, lequel redressa, pour sa part, plus d'une erreur contenue dans la note de M. A. Foucart. Dès-lors arriva la tardive épître de M. [Debéney, dernier élément de cette lutte, qui devint la nouvelle médicale du jour.

Un acte de censure ferma, comme on sait, les colonnes de *la Gazette des Hôpitaux* aux réflexions que m'inspirait un semblable réveil; mais si la polémique dût s'arrêter, le retentissement qu'elle avait pris n'en continua pas moins, et plusieurs observateurs entrèrent en voie d'expérimentation, faisant ainsi la suite de mes œuvres et les vérifiant pour leur propre compte. Si M. Debéney néglige aujourd'hui de parler de ces travaux, je crois utile, moi, quoiqu'ils ne soient pourtant pas tous afférents aux miens, d'en faire une rapide mais impartiale mention, complétant ainsi l'historique que je me suis promis de tracer.

§ IV. — Citons ces nouveaux venus par ordre de date :

1° M. JACQUOT, qui a répété à Lyon d'abord, et plus tard à Paris, à l'Hôpital militaire du Gros-Caillou, les expériences de M. Debéney, a, dans le *Journal de chirurgie* (Février 1845), présenté le rapport de ce qu'il a observé par lui-même et par certains de ses collègues dont il se porte garant.

Ce praticien commence par attribuer au traitement par les injections caustiques, presque tout le *déluge* d'accidents que j'ai moi-même relatés, au grand déplaisir de M. A. Foucart. Ainsi, douleurs atroces et jusqu'à la défaillance, hématurie, strangurie, inflammations périnéales, orchites, bubons non suppurés, tel est le cortége de symptômes que signale M. Jacquot, tant en son nom qu'en celui de MM. Barreau et Van-Derbach.

D'où il suit : d'abord, que le thermomètre irritatif des urètres de ces messieurs n'a rien à envier à la sensibilité démesurée des muqueuses de la Gironde ; ensuite, qu'il faut être doué d'un courage tout spécial pour soumettre, presque à coup sûr, à des accidents fâcheux et qui peuvent devenir graves, des malades qu'il est possible de guérir sans l'emploi de ces tours de force, condamnés par la prudence autant que par l'humanité.

Il va sans dire que M. Jacquot, malgré la production de ces malheureux épiphénomènes, est partisan de la méthode dont son mémoire est néanmoins une véritable critique, et qu'il en conseille, mais avec RESTRICTION, l'emploi, surtout dans les quatre ou cinq premiers jours du début de l'urétrite ; ô logique !

2° M. CAZALIS a recueilli quarante-six observations dans le service chirurgical de M. le professeur Serres. Le résultat de cette vérification, publié dans le *Journal de la Société de médecine de Montpellier*, est encore plus défavorable à la méthode que le précédent. En effet, après avoir supputé les chances de succès et de non réussite ; classifié la blennorrhagie en *peu aiguë, assez aiguë et très-aiguë* ; analysé l'exaspération de la douleur inflammatoire qui, dans plusieurs cas, a persisté plus de *six jours malgré des applications de sangsues au périnée;* signalé *l'urétrorhagie* et les *érections cordées* comme conséquences ordinaires de ce traitement perturbateur, M. Cazalis s'exprime ainsi :

« En résumé, les injections à haute dose nous ont tou-
« jours paru *nuisibles* dans les cas de blennorrhagies *très-*
« *aiguës;* dans les blennorrhagies *aiguës* ou *assez aiguës,*
« elles ne donnent qu'une guérison sur trois malades, en-
« core faut-il douze jours de traitement, quatre injections

« à haute dose, et *l'emploi des astringents*. (Textuel.) Dans
« les cas de blennorrhagies *peu aiguës*, elles donnent autant
« de succès que d'insuccès. »

Et plus bas :

« Si nous prenons maintenant en considération les *vi-*
« *ves douleurs* que procurent les injections à haute dose ,
« nous dirons qu'elles ne nous paraissent pas suffisamment
« compensées par les avantages si incertains d'une telle mé-
« dication. Nous n'hésiterons pas, en conséquence, à les
« *proscrire* d'une manière absolue, comme méthode de trai-
« tement dans la blennorrhagie. »

Après une adhésion si explicite à mes principes sur la
matière, puis-je reprocher à M. Cazalis le faux semblant
d'indépendance pratique par lequel il repousse la série des
accidents que j'ai signalés avec tous les praticiens , avec
M. Jacquot notamment ? et faut-il lui tenir rigueur pour
les lignes suivantes ?

« Les fàcheux accidents observés par M. Venot ne nous
« empêcheraient certes pas de recourir aux injections à
« haute dose ; et si nous croyons devoir repousser cette
« méthode *soi-disant abortive*, c'est à cause du peu de
« chance de succès qu'elle présente, et non dans la crainte
« de provoquer chez nos malades de pareilles complica-
« tions. »

A la bonne heure : mais que M. Cazalis se le tienne pour
dit, s'il recommence l'expérimentation, il lui sera donné
de voir autre chose que des exaspérations inflammatoires,
des érections cordées et des hémorrhagies urétrales, ce
qui pourtant n'est pas déjà très-mal, si l'on considère que
les malades sont gratuitement exposés à les subir. Oc-
casionner des douleurs *atroces* et sans compensation ,
c'est, disons-le , une suffisante raison de s'abstenir ; nous
en conviendrons avec M. Cazalis dont résolument, quelque
peu gracieux qu'en soient les termes , l'opinion est trop

bien acquise à la saine manière d'observer pour que nous puissions la caractériser trop sévèrement.

3° *La clinique de Marseille* (car le midi chirurgical semble surtout avoir pris à cœur de se distinguer dans cette croisade pratique), vient de faire connaître les récents travaux de M. Bourguet, chef-interne de l'hôpital d'Aix.

Les considérations de ce nouvel expérimentateur arrivent çà et là en aide à la méthode des injections caustiques, mais elles ont un reflet d'improbation qu'il nous importe aussi de mentionner. Inclinant avec l'autorité de faits nombreux vers l'adoption du système, l'auteur lui fait cependant éprouver de si larges modifications, qu'il en altère complètement le sens et la portée.

Après trois ou quatre jours d'invasion, M. Bourguet croit en effet que les injections caustiques perdent leur faculté abortive ; alors il faut leur associer, dit-il, les injections astringentes et même les balsamiques à l'intérieur, car « l'écoulement persiste, quoique *modifié dans sa na-* « *ture.* »

Les accidents ne sont pas graves en général, ajoute M. le chef-interne de l'hôpital d'Aix. Il relate néanmoins une douleur *vive, exaspérée*, comme résultat constant ; et *presque toujours* le pissement de sang ; sept ou huit fois « de « l'irritation au col de la vessie, se traduisant par des en- « vies fréquentes d'uriner et des douleurs assez intenses à « l'hypogastre et dans la verge, qui ont nécessité la sus- « pension du traitement et l'emploi du régime, des émol- « lients et des antiphlogistiques. Chez un malade, il est « survenu une inflammation phlegmonneuse au périnée qui « n'a pas suppuré, mais qui a nécessité deux applications de « sangsues et des frictions mercurielles... » — Dans un tableau numérique de deux cents cinquante faits, M. Bourguet établit une décroissance curative qui va de trois jours à cinquante trois (ce qui est bien loin de l'uniformité ra-

pide des guérisons de M. Debéney). — Aussi trouve-t-il difficile d'établir une moyenne, et laisse-t-il entrevoir cette
circonstance presque triviale, à savoir qu'il est rare qu'une
blennorrhagie traitée sans injection dure plus de cinquante-
trois jours.

On comprend, d'après cela, le peu d'importance de ce
nouvel article comme éclaircissement pratique. M. Bourguet, qui ne veut pas se poser médiateur entre deux camps
opposés, qui traite de *plaidoyers* les travaux publiés avant
lui sur l'emploi du moyen dont il s'agit, qui décore le sien
du titre pseudo-modeste *d'exposé impartial,* n'apporte, on
le voit, aucun *cachet de certitude* de plus aux opinions déjà
professées. La sienne flotte entre deux principes et n'adopte
franchement ni l'un ni l'autre. Dans ses corollaires, il
déclare :

Que l'on *peut* et non qu'on *doit* recourir aux injections
caustiques ;

Qu'elles abrègent notablement la durée de la blennorrhagie, mais qu'elles sont loin d'avoir autant d'efficacité
que l'a prétendu M. Debéney ;

Qu'il est en général *indispensable* (j'y reviens à dessein)
de leur associer les injections astringentes et les balsamiques. Ce qui équivaut à un rejet formel, car c'est déclarer
implicitement leur inutilité.

Ce travail est donc, même sur l'échelle des faits cités, dé-
coloré, sans consistance ni valeur ; il n'élucide aucun point
de la question, et ne mérite pas, à coup sûr, qu'un journal,
dont le jugement est d'un grand poids sur l'opinion des lit-
térateurs et des médecins *(l'Encyclop. médicale),* dise de lui
que « c'est sans aucun doute le document le plus impor-
« tant qui ait été publié sur le traitement par les injections
« à haute dose. »

4° M. A. MAYER, chirurgien à l'hôpital Saint-Louis de
Besançon, dans une brochure de quelques pages, adhère à

la méthode qu'il appelle non *abortive*, mais *substitutive* de l'inflammation blennorrhagique. Celle-ci passe ensuite par tous les degrés de la résolution, et M. Mayer veut qu'on emploie le baume de copahu et le poivre de cubèbe dans la généralité des cas ; la guérison, dit-il, *étant impossible* sans cette adjonction.

Même langage, même objection.

5° M. L. CHAPEL, de Saint-Malo, a déposé le résultat de ses recherches dans les *Annales de la chirurgie* (Mars 1845). Ce confrère a, dans les trois périodes ordinaires de la blennorrhagie, rencontré non-seulement de l'insuccès, mais des inconvénients qui lui font porter un avis franchement défavorable. Ainsi, à trois ou quatre jours d'invasion, douleurs, dysurie, orchite. — A cinq jours, avec inflammation, irradiation douloureuse aux cuisses, aux aines, aux reins, hématurie, orchite vive chez un sujet ayant passé par les mains d'un pharmacien-traitant et offrant, pour complication de l'urétrite, un paraphymosis bien distinct ; douleur d'abord supportable, puis considérable, puis poussée jusqu'à la défaillance ; urétrorhagie abondante, cystite aiguë, néphrite peut-être, nécessité d'un déploiement anti-phlogistique complet... etc. — Dans la blennorrhagie chronique : douleurs d'abord faibles, puis *atroces* par la persistance des injections, anite et ténesme fatigant. Tel est, dans son raccourci, le tableau des accidents observés par M. Chapel, qui s'écrie avec l'accent de la vérité pratique : « Un jeune « homme, d'une bonne constitution, n'ayant jamais eu « d'écoulement, se présente avec une blennorrhagie qui « n'offre aucune gravité ; il désire, comme tous les malades, « être promptement guéri, et pour plus de célérité, nous « mettons en usage un traitement qui a compté tant et de « si prompts succès en d'autres mains. Hélas ! ce n'est pas « seulement un insuccès que nous avons à constater, c'est « une complication que nous aurions pu éviter ; car il est de

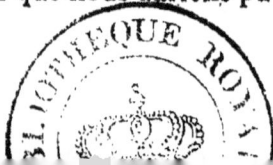

« toute évidence que nous avons eu à combattre une inflam-
« mation de la vessie et des reins. »

Aussi, s'attachant à réfuter surtout M. Jacquot dont
nous avons déjà analysé l'opinion si singulièrement mixte,
M. Chapel formule en ces termes les reproches d'ambiguité
encourus par ce chirurgien :

« ... Vous avouez donc, M. Jacquot, avoir constaté des
« accidents, et bien plus, n'avoir pas obtenu, à beau-
« coup près, les mêmes succès que M. Debéney ! Or, nous
« sommes de l'opinion des chirurgiens, et ceux-là sont des
« plus habiles, qui négligeraient un procédé opératoire, ou
« une méthode de traitement, offrant des accidents que l'on
« pourrait éviter, malgré toutes les chances de guérison,
« en agissant d'une manière différente. »

D'après ces citations, il est facile de comprendre que notre confrère de Saint-Malo n'est pas pour les moyens vio-
lents, surtout quand l'action éminemment perturbatrice de
ces moyens n'est rachetée par aucune propriété curative ;
et certainement, il est bon nombre de médecins qui croient
devoir penser comme M. le docteur Chapel, au moins par
respect pour la logique de leurs obligations professionnelles.

§ V. — Dans ce mouvement expérimental qui, du nord
au midi, a donné une certaine agitation aux idées chirur-
gicales ; malgré mon opposition pour un agent dont, le premier, j'avais apprécié le défaut de portée et l'action nuisible ; malgré les convictions de tous les praticiens qui ne
sacrifient pas au nouveau les enseignements du vrai, j'ai
cru devoir reprendre le cours de mes observations, et j'en
dois publier ici le sommaire ; non que par elles je puisse
ajouter ou retrancher quelque chose à mes dires anté-
rieurs, mais parce qu'en essayant encore un système déjà
jugé, mon argumentation doit en acquérir plus de poids,
et mon autorité plus de force.

J'ai donc à l'hôpital des vénériens renouvelé une série d'applications conformes aux vingt-deux cas de mon premier mémoire. Je diviserai celles-ci comme les précédentes. Elles sont au nombre de dix-huit : six à quatre, et cinq jours du début de l'urétrite ; — six à quinze jours de sa durée ; — six dans l'état chronique ou blennorrhée.

Ces divers malades ont été injectés *par moi*, à ma visite du matin, avec la précaution de comprimer le périnée et la certitude acquise du *bien-rempli* de l'urètre, depuis la fosse naviculaire jusqu'au point déprimé, c'est-à-dire, jusqu'à la région prostatique du canal. Je puis récapituler mes résultats par série, car, sauf deux ou trois exceptions, il y a eu identité dans la production des effets.

1° Sur les six à l'époque d'invasion. — Douleur immédiate très-vive, partant du gland et montant en se bifurquant vers les aines, dans la direction des cordons spermatiques ; — quelques heures après, turgescence du pénis, sécheresse et rougeur luride du méat. — Le soir, suintement rouge, puis sanguinolent, puis véritablement sanglant ; — vingt-quatre heures après, persistance de la douleur, qui est même plus intense chez trois d'entre eux ; pellicules sortant avec les urines, dont l'émission, rare et en spirale, amène un sentiment de cuison très-pénible. Les jours suivants, ces phénomènes vont en s'affaiblissant chez quatre, pour laisser place à l'écoulement blennorrhagique dont, avant l'injection, j'avais constaté les premières gouttes ; — guérison lentement obtenue par les antiphlogistiques, les demi-bains, une application de sangsues derrière le scrotum chez l'un d'eux. — Chez tous, l'opiat au copahu ratanhié, dont je fais journellement usage dans mon service, a complété la cure.

Chez les deux autres, accidents de rétrocession inflammatoire. — L'un, après quelques gouttes de sang pur échappé par l'urètre, eut un retentissement douloureux sur le testicule droit qui se tuméfia rapidement, et exigea les plus actifs moyens. — L'autre présenta un énorme phymosis qui prit toute la gaîne cutanée de la verge, enterrant, pour ainsi parler, le gland sous son développement érysipélateux.

— Des cataplasmes et des immersions, où les émollients étaient unis aux opiacés, obtinrent, il faut le dire, raison de cet accident en peu de jours. Mais dans l'un et l'autre cas, la blennorrhagie reprit le premier plan aussitôt que les symptômes nouveaux eurent disparu.

2° Dans les cas d'urétrite déclarée que six fois j'ai soumise à l'injection, j'ai eu six fois une inflammation *substitutive* des plus énergiques à combattre ; plus, six déplacements métastatiques dont il me faut faire la rapide énumération :

.·. Deux orchites, dont l'une double avec rétraction phlegmasique du cordon ; insomnie par la vivacité de la douleur, surtout pendant la miction se faisant goutte à goutte et d'une manière brûlante ; érosions du scrotum tenant à la tension et à la minceur partielle de la peau.

.·. Une adénite qui n'a pas suppuré, grâce à l'activité du traitement antiphlogistique.

.·. Un priapisme qu'une saignée générale de 250 grammes a pu seule réduire.

.·. Enfin, deux gonflements paraphymosiques dont le plus développé a, malgré nos soins, amené un abcès sous le frein, qu'il a fallu inciser et panser plus de huit jours.

3° Les six blennorrhées sur lesquelles nous avons opéré, ont offert, il faut le dire, moins d'exaspération dans les accidents, mais un caractère identique de phénomènes. Il faut même en convenir, les symptômes de cystite ont particulièrement primé dans cette espèce, comme dans les cas signalés par M. Chapel. A ce propos, je donnerai quelques détails à l'observation suivante :

M. D., ennuyé des longueurs interminables d'une blennorrhée sans douleurs, mais qui laissait fluer en assez grande abondance un muco-pus épais et rougeâtre, surtout le matin, se décide, d'après les conseils d'un pharmacien, à faire l'injection caustique à 1 gramme de nitrate pour 30 grammes d'eau. — Deux jours de suite, M. D., qui mari-garçon depuis un an, attendait le retour de son épouse dont un long voyage l'avait séparé, use du remède dit abortif, mais son espoir fut cruellement déçu. Le soir même de la seconde injection, la verge devient le siége d'une ardeur profonde qui porte ses principaux effets sur la région périnéale. L'envie d'uriner est incessante, et deux ou trois gouttes âcres et brûlantes coulent seules par la répétition des plus pénibles efforts. A ce ténesme vésical se joignent des zones douloureuses et concentriques au-dessus du pubis qui est tendu, sensible au toucher ; la fièvre, la céphalalgie, l'insomnie, une opiniâtre constipation, tels sont les symptômes généraux de cette localisation si imprudemment provoquée et qui demanda plus d'une semaine de soins assidus, deux évacuations sanguines, le camphre émulsionné, et tout l'appareil de la méthode débilitante et relâchante. A ce prix, la vessie reprit son ressort physiologique; mais l'écoulement blennorrhéen, qui s'était momentanément effacé, reparut après la détente, et je n'obtins sa cessation radicale qu'après deux mois environ d'un usage rationnel combiné et bien suivi des balsamiques et de l'iodure de potassium donné en sirop.

Dans les six urétrites chroniques traitées à l'hopital, j'ai eu moins d'exaspération cystique, il est vrai, mais il faut noter la modération du moyen que je n'ai répété que dans un seul cas. Par une injection unique, quoique bien et dûment cautérisante, il n'en est pas moins résulté de notables ravivements urétraux, avec retentissement sur le col de la vessie et les phénomènes directs de l'inflammation de cet orifice fibreux.

Et puis, quand les complications ont cédé, le flux chronique s'est presque constamment remontré, et a dû réclamer, cinq fois sur six, un traitement spécial.

J'arrête à ces détails les faits nouveaux que je voulais fournir à la discussion, car au point où elle en est venue, à quoi, je le demande, peut servir d'entasser les observations, de *synoptiser* les cas, de multiplier les citations? Faut-il donc forcer la nature des choses à se mentir à elle-même? La pratique n'a-t-elle pas surabondamment prouvé les principes de la théorie, et faut-il épuiser la patience du lecteur en consacrant devant lui l'inutile besoin de nouvelles explorations?

§ VI. Pourtant, dira-t-on, il y a diversité dans les avis, ou du moins défaut d'unanimité dans les vues. Ceci n'est pas absolument vrai ; et pour faire la part réelle des opinions émises sur le point en litige, classons-les en trois groupes distincts, et définissons, s'il est possible, chacune d'elles en les personnifiant. Le scrutin chirurgical peut bien, par occasion, ressembler au scrutin législatif. Le vote est fermé, dépouillons :

1° Cautérisateurs *quand même*, ardents carmichaëlistes, auteur et souteneurs outrés de la méthode des injections caustiques : MM. Debéney, Leriche, Marchesseaux, A. Foucart, et deux ou trois autres innominés comme leurs œuvres;

2° Partisans mixtes et tout-à-fait *Juste-milieu* du système, qui l'adoptent avec modération, restrictions et modifications; qui le trouvent nuisible, sujet à inconvénients, mais parfois efficace; bref promoteurs du quitté ou double en thérapeutique : MM. Diday, Jacquot, Bourguet, Alex. Mayer;

3° Enfin, observateurs rationnalistes, réservés et prudents, qui n'abdiquent pas au profit d'un fol engouement les errements de leur passé scientifique. Là se rencontre la phalange compacte et serrée des hommes de l'art, dont l'adoption, en matière de nouveauté, n'a lieu que sous la garantie de preuves nombreuses et irrécusables. Faut-il répéter ici les noms de MM. Améd. Latour, Vidal de Cassis, Bonnafont, Chapel, A. Devergie, Duchesne du Havre, Eguisier, Belhomme, Perthus, Sorlin, Guillon et même Cazalis, de Montpellier?

L'appui de la Société de médecine de Lyon, et l'adhésion si *étonnamment* complète de la Société royale de Bordeaux, fournissent encore un contingent dont il est superflu d'additionner les suffrages.

Numériquement donc, comme pratiquement, la méthode des injections caustiques est rejetée à une immense majorité.

Et pourrait-il en être autrement? Quelque scepticisme qu'on professe pour ce qu'on est convenu d'appeler le degré de certitude en médecine, on ne peut mettre au néant toutes les conséquences organiques et vitales; on ne peut s'inscrire décidément et sans examen contre les données les plus simples, les plus directes, les plus palpables de la vérité physiologique.

Que par aventure on rencontre certaines idio-syncrasies chez lesquelles semblent se démentir le jeu habituel, le mode ordinaire des actions et des réactions connues, faut-il donc en conclure exceptionnellement? Nous ne prétendons pas nier que plusieurs natures résistantes et fortement trempées sont impressionnées, non-seulement d'une manière douteuse, mais encore au rebours des lois de la plus vulgaire sensibilité. Il nous serait facile de mettre en relief plus d'un exemple de ces organisations rétives, dont la vitalité semble réglée autrement que sur les pivots communs à toutes les autres; mais que prouveraient quelques cas isolés contre l'universalité des faits?

N'est-il pas déplorable pourtant de voir l'empirisme gonfler ses statistiques de ces exceptions, et parler au nom de ces minorités pour établir les conclusions les plus paradoxales?

Quelle logique, en effet, que celle qui dicte à M. Debéney l'axiome suivant : « La vitalité des membranes muqueuses est identique. » Quoi ! parce que, pour me servir de l'expression pittoresque de M. Jacquot, vous avez interrogé la sensibilité des muqueuses *tannées* de votre régiment, vous vous croyez autorisé à professer ce sophisme : La vitalité des muqueuses est identique !.... Et ce n'est pas seulement des urètres qu'il s'agit dans ce principe absolu, mais c'est pour légitimer ses entreprises sur la muqueuse vésicale que l'auteur, auquel je réponds, se laisse aller à cet étrange oubli des plus simples notions de la science.

Et cet oubli, cette négation d'une vérité primordiale sert de base à des applications aussi condamnables dans la pratique, qu'elles sont erronées dans leurs motifs.

Malheureusement de nombreuses hardiesses médicales se sont produites depuis quelques années. Les agents les plus énergiques ont été et sont tous les jours administrés à des doses véritablement effrayantes. Sans prétendre blâmer formellement ces thérapeutiques extrêmes que le succès justifie bien souvent, disons néanmoins qu'elles sont d'un fâcheux exemple pour les praticiens dont de salutaires études ne refrènent pas la témérité. De ce que l'émétique, le nitrate de potasse, l'iodure de potassium, le sulfate de quinine et *tutti-quanti*, portés dans des circonstances données, à des doses considérables, n'ont sur l'organisme aucune influence fâcheuse, on a pu en conclure que le nitrate d'argent, élevé à ses conditions caustiques dans un soluté versé sur les surfaces muqueuses, ne devait avoir qu'une action modificatrice bienfaisante. C'est ainsi que raisonne l'empirisme, n'établissant aucune différence et laissant de côté les objections innombrables qui naissent d'une si monstrueuse assimilation.

Mais aux puissances du raisonnement, aux preuves sans fin qui renversent de semblables doctrines vient s'ajouter le contrôle de l'expérience, et les imitations de la méthode anti-homœopathique retombent dans le domaine de l'erreur.

Ainsi en est-il du système des injections caustiques, système abortif, essentiellement avorté, et que tous les efforts de MM. Debéney, A. Foucart et consorts ne pourront jamais implanter dans notre thérapeutique. On peut, en vue d'un succès réel, faire le sacrifice de sa raison, pour adopter, les yeux fermés, un plan médicateur quelconque. Il arrive, et cela grâce à ce degré si inconsistant de la certitude en médecine, que des effets, incompris autant qu'inexplicables, se mettent en travers de tous les raisonnements ; mais alors il y a force de la chose jugée, et l'on procède par énumération systématique.

Il ne peut pas en être autrement de l'espèce qui nous occupe ; et malgré notre répugnance bien naturelle pour le moyen, s'il avait pour lui la sanction du vrai, certes nous courberions devant lui la rigidité de nos principes ; mais le contraire nous est si bien acquis, la collection des idées congénères aux nôtres est si imposante, si pleinemement positive, que nous nous estimons heureux d'avoir sur ce point la solidarité du droit par le fait.

Ainsi, pour résumer ce qui précède sous la forme de propositions concrètes, nous établirons successivement :

1° Que la vitalité des membranes muqueuses, loin d'être identique chez tous les individus, offre encore chez le même sujet de nombreuses différences qui tiennent principalement à leurs fonctions propres et à celles des organes avec lesquels elles se trouvent en rapport ;

2° Que la cautérisation n'*éteint* pas constamment l'inflammation des surfaces muqueuses ; que presque toujours, au contraire, elle exaspère celle de la muqueuse urétrale, à quelque degré de la blennorrhagie qu'on la mette en usage ;

3° Que les injections caustiques n'ont d'action *abortive* ou *substitutive* qu'à la condition secondaire et presque infaillible d'une métastase sur les organes placés dans le rayon sympathique de l'urètre enflammé ;

4° Que ce mode de traitement, éminemment perturbateur, ne modifie la phlegmasie blennorrhagique qu'en l'exaspérant d'une manière gratuite et sans bénéfice réel pour la guérison , puisque , de l'aveu de ses partisans les plus décidés , il faut lui *associer* les balsamiques et les astringents, auxquels , en bonne pratique , nous devons attribuer tout l'honneur de la cure.

Nous bornons à ces préceptes généraux, qui reproduisent du reste les corollaires de notre premier travail, les protestations que nous prescrivait le nouvel écrit de M. Debéncy, laissant en dehors du débat les objections bien autrement fondamentales qu'on pourrait adresser à la méthode dite abortive, en se plaçant au point de vue des blennorrhagies syphilitiques. Ces objections, l'auteur les a regardées comme capitales, puisqu'il leur consacre d'assez complaisants détails qu'il termine par cette concession digne de remarque : « Dans votre système , dit-il aux contagionistes , il y « a deux choses : affection locale , affection générale. Or, « l'affection locale, l'inflammation de la membrane mu- « queuse doit , de précepte rigoureux, être supprimée de « prime abord pour prévenir les conséquences du travail « phlegmasique , *sauf ensuite* à combattre l'affection géné- « rale, l'élément syphilitique par les moyens que com- « mande votre théorie. »

Ce nouveau champ serait vaste à exploiter , et si la thèse s'engageait sur de pareils arguments, nous grossirions hors mesure la publication modeste que nous livrons aujourd'hui à l'examen de nos collègues. Nos opinions sur l'urétrite syphilitique sont consignées et discutées dans d'autres écrits; dans celui-ci , nous n'avons eu en vue que la réfutation littérale d'une méthode fâcheuse dans ses applications, inefficace dans ses conséquences, et que pourtant son auteur s'efforce de préconiser et d'étendre dans les indications qu'il lui crée; nous venons revendiquer, au profit de la vérité scientifique, et notre priorité d'analyse, et notre négation pratique dont on a voulu contester les droits; soutenu dans une lutte qui date d'un an, par tous les hommes comme nous progressifs, mais comme nous défiants à l'endroit du nouveau, du merveilleux, du périlleux surtout, nous saurons jusqu'à la fin combattre des prétentions qui ne s'appuient que sur le besoin de démentir une à une toutes les consécrations de l'expérience, en exposant l'art à une incessante déconsidération, et l'humanité à de pénibles et décevantes épreuves.

On comprend, de reste, qu'une semblable tâche, si elle est au-dessus de nos forces, n'en est pas moins un devoir de conscience autant que de raison, et qu'à cet égard nul ne peut nous refuser le privilége de dire notre dernier mot.

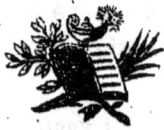

***

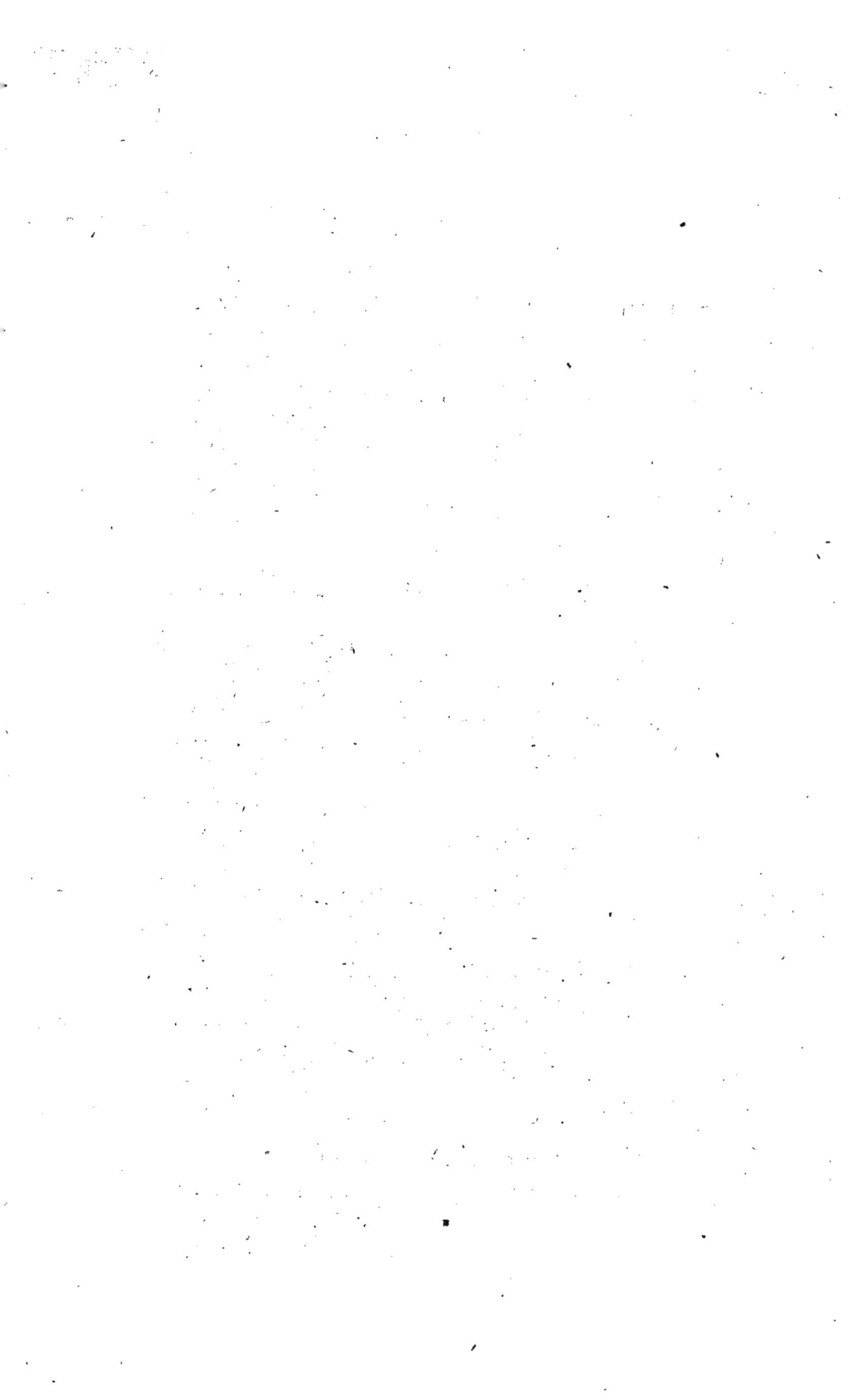

POST-SCRIPTUM. — 11 Mai.

J'avais retardé cet écrit par un sentiment de confiante espérance pour *la Gazette des Hôpitaux* dont la promesse du 23 Février me liait implicitement.

Ce journal ne *revenant* pas sur la discussion, et ne trouvant sans doute pas opportun d'analyser, ainsi qu'il s'y était engagé, le nouveau mémoire de M. Debéney, j'ai repris l'exercice de mon droit et l'ai clairement défini en commençant.

Mais après le prologue doit venir l'épilogue ; car si *la Gazette* n'a rien dit jusqu'à ce jour des *nouvelles considérations sur les injections caustiques* ; si elle s'est effrayée à la seule pensée de donner une sanction quelconque, aux *applications* de ce traitement à la *cure du catarrhe vésical*, elle n'en vient pas moins de rentrer dans la question, par un article bibliographique imprimé sur le deuxième verso de son numéro du 8 Mai, article dont la teneur, la direction d'idées, l'impartialité et la véracité sont tout-à-fait en dehors des habitudes du rédacteur en chef de cette feuille, de l'estimable docteur Fabre dont le caractère est si bien connu de tous ses abonnés.

Cet article, en effet, consacré à l'examen des opinions de MM. Mayer, de Besançon, et Cazalis, de Montpellier, oublie, dès le début, les obligations du 13 Février, date fatale qu'on ne supprime pas en écrivant les lignes suivantes, lesquelles contiennent autant d'erreurs que de mots :

« Sans vouloir réveiller ici la discussion
« qui vient d'agiter la presse médicale à pro-
« pos du traitement de la blennorrhagie,
« nous devons, après que les adversaires de
« la méthode abortive ont passé la revue de
« leurs forces, mentionner deux mémoires
« relatifs au même sujet, et dont les auteurs
« partagent entièrement les opinions récem-

« ment remises en honneur par M. Debé-
« ney.. »

La discussion qui vient d'agiter la presse
ne dormait que par le bon plaisir de *la Gazette* qui s'était retirée dans la personne de
M. A. Foucart, loin d'une arène où ses ar-
mes étaient impuissantes. Première erreur.

Rien, jusqu'à ce jour, n'autorise M. A.
Foucart à dire que les adversaires de la méthode *dite* abortive ont passé la revue de
leurs forces. Quand il aura lu la publication
que nous livrons aujourd'hui au public médi-
cal, il pourra lui être loisible d'établir la
stratégie dont il fait trophée bien mal à propos dans son article. Et de deux.

Si les travaux de M. A. Mayer sont çà et
là d'accord avec ceux de M. Debéney, il faut
ne pas perdre de vue que ce confrère, «*con-
curremment* avec les injections caustiques
« et pour arriver à une guérison *parfois
« impossible sans cela*, donne à l'intérieur
« le baume de copahu et le poivre cubèbe,
« plutôt combinés qu'isolés. » (Mémoire lu
à la Soc. de Méd. de Besançon, 5 Mars
1845, page 19.)

Est-il nécessaire de faire sentir de quel côté se trouve la valeur curative dans le traitement mixte de M. Mayer? Et les astringents, sans lesquels la guérison est souvent *impossible*, ne doivent-ils pas primer sur la perturbation médicatrice de l'azotate d'argent? Donc, troisième erreur et des plus capitales.

Mais ce qui mérite, avant tout, un blâme sévère à l'auteur de l'article du 8 Mai, c'est de classer M. Cazalis dans le camp des cautérisateurs, alors que ce médecin déclare repousser si formellement la méthode *dite* abortive. Nous prions le lecteur de revoir (page 13 plus haut) les paroles de rejet articulées par M. Cazalis, qui PROSCRIT, *d'une manière absolue*, les injections caustiques du traitement de la blennorrhagie. Peut-on, après cela, comprendre l'étrange travestissement d'idées d'un chirurgien dont les résultats diffèrent des nôtres il est vrai, sous le rapport des accidents, mais qui désavoue bien décidément la thérapeutique entreprenante et irrationnelle, *remise en honneur* par M. Debéney et son ardent prosélyte M. A Foucart?

Cette quatrième erreur est la plus grave, la plus sérieuse. Quelqu'obstination qu'on mette à défendre une hypothèse, il ne faut jamais y faire servir la cause sacrée de la vérité. Mieux vaut cent fois accepter loyalement les chances de la défaite ; car tout principe qui prend le mensonge pour piédestal, n'a pas plus de durée que de moralité.

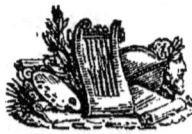